MÉMOIRE

SUR

L'EMPOISONNEMENT

PAR

L'IODE, LE FOIE DE SOUFRE, L'ALUN,

L'EAU DE JAVELLE, etc.

CONSIDÉRÉ SOUS LE RAPPORT MÉDICO-LÉGAL;

Par M. ORFILA.

De l'iode et de l'iodure de potassium.

Wœhler, Cantu, Bennerscheidt et O'Shaugnessey ont annoncé avoir trouvé de l'iode dans l'urine, dans la sueur et dans la salive des hommes ou des animaux à qui on en avait administré. Le docteur Kramer, dans un travail encore inédit, s'est assuré, après avoir pris de l'*iodure de potassium*, que l'urine qu'il rendait quarante-huit heures après la dernière dose contenait une proportion considérable d'iode. Soixante-douze heures après, il y en avait encore sensiblement dans 44 centimètres cubes d'urine. Quatre-vingt-seize heures après, en opérant sur

1842

50 centimètres, on en aperçut des traces. Cent vingt heures après, on eut déjà beaucoup de peine à en déceler la présence, quoique l'expérience fût faite sur 140 centimètres d'urine. Cent quarante-quatre heures après, on n'en découvrit pas en opérant sur 385 centimètres cubes de liquide.

Il résulte de mes expériences que lorsqu'on fait avaler à des chiens de moyenne taille, à jeun, 4 grammes d'iode dissous dans 60 grammes d'alcool à 36 degrés, et qu'on lie l'œsophage sans le percer, les animaux éprouvent aussitôt les symptômes de l'ivresse la plus prononcée, et meurent au bout d'une ou deux heures dans un état de grande prostration. À l'ouverture des cadavres, faite le lendemain, on trouve l'estomac d'un jaune bistre, durci et comme tanné. Si l'on fait bouillir le foie, la rate et les reins pendant deux heures environ, avec de l'eau distillée et 1 gramme de potasse, on obtient un liquide jaune foncé, ou brun, qui, étant filtré et traité par l'acide azotique, comme il va être dit, fournit de l'iode. On en recueille également de l'urine, en suivant le même procédé.

Si, au lieu d'agir ainsi, on fait prendre aux chiens un mélange de 200 grammes d'eau et de 1 gramme d'iode dans 40 grammes d'alcool à 36 degrés mélangé d'autant d'eau, les animaux ne tardent pas à tomber dans un état d'ivresse qui fait des progrès rapides, et meurent dans l'abattement cinq ou six heures après. Si, *immédiatement* après la mort, on ouvre les cadavres et que l'on traite le foie, la rate, les reins, comme je vais le dire, on acquiert la certitude que ces viscères contiennent de l'iode.

Procédé pour découvrir l'iode mêlé au vin, au café, à un sirop, à des liquides alimentaires, aux matières vomies ou à celles que l'on trouve dans le canal digestif après la mort, etc. — On filtre ces liquides. S'il y a de l'iode à l'état solide, il reste sur le filtre, et on le reconnaît facilement. Si l'iode est en dissolution, il pourra déjà s'être transformé en acides iodurés et surtout en acide iodhydrique, que l'amidon seul ne décèlerait pas. Après avoir agité ces liquides avec de l'eau amidonnée, on versera par petites parties *une assez grande quantité* d'acide azotique concentré, qui décomposera l'acide iodhydrique et fera naître un précipité d'iodure d'amidone violet plus ou moins foncé ou bleu; ce précipité ne tardera pas à se réunir, si l'on a employé assez d'acide azotique; on le lavera à plusieurs reprises pour le débarrasser des liquides colorés au milieu desquels il s'est formé, et de l'excès d'acide azotique. Pour s'assurer qu'il contient de l'iode, 1° on en délayera une certaine quantité dans de l'eau, après l'avoir laissé égoutter sur un filtre, et on le chauffera à 80° ou 90° centigrades dans un tube : s'il renferme de l'iode, le liquide se décolorera et deviendra bleu violet à mesure qu'il se refroidira; s'il n'en était pas a suffira d'ajouter quelques gouttes d'une dissolution de po au liquide refroidi pour faire naître cette coloration; 2° i agitera une autre portion dans un tube de verre, avec de un peu de sulfure de carbone et de l'acide azotique conc bientôt après, on verra au fond du tube le sulfure de ca coloré en rose ou en violet.

Si ces caractères ne sont pas *suffisamment tranchés*, on chauffera une autre portion du liquide suspect dans une cornue de verre, à laquelle on aura adapté un tube qui viendra se rendre dans une éprouvette entourée *de glace et de sel*, et dans laquelle on aura mis de l'eau amidonnée; après quelques minutes d'ébullition, on apercevra des vapeurs violettes dans la cornue, et une coloration bleue de l'amidon, qui pourrait ne pas se manifester si l'éprouvette n'était pas refroidie; quelquefois même l'iode cristallisera dans un point quelconque de la cornue. Que si la proportion d'iode contenu dans la liqueu suspecte était beaucoup trop faible pour donner ces résultats, il faudrait suspendre l'opération après quinze ou vingt minutes d'ébullition, et la continuer après avoir ajouté au liquide de la cornue quelques grammes de chlore liquide. Pour peu qu'il y eût de l'iode, l'amidon serait coloré en violet. Je dirai toutefois que si les résultats de cette opération sont plus probants pour mettre hors de doute l'existence de l'iode, que ceux qui ont été fournis par l'acide azotique, ce dernier agent est plus sensible que le chlore pour déceler les atomes de ce poison.

S'il s'agissait de reconnaître l'iode mêlé au lait et dissous, on commencerait par coaguler celui-ci à l'aide de l'acide azotique; on filtrerait pour séparer les caillots, et l'on agirait sur le liquide filtré, comme il vient d'être dit.

Le procédé donné par M. Devergie pour reconnaître l'iode mêlé à ces divers liquides, et qui n'est en définitive que celui de M. O'Shaugnessey, doit être rejeté, parce qu'il est trop compliqué et moins sensible que celui que je conseille; il est d'ailleurs insuffisant, puisqu'il ne fournit point la preuve de l'existence de l'iode. Qui pourrait se contenter, en effet, après avoir traité des matières suspectes par des agents nombreux, d'*une simple coloration violette*, et n'est-il pas *indispensable* de prouver, comme je propose de le faire, que le précipité violet est réellement de l'iodure d'amidone?

Si l'on voulait retirer l'iode *des viscères* dans lesquels il a été porté par voie d'absorption ou des tissus du canal digestif, il faudrait faire bouillir ces divers organes, pendant deux heures environ, avec de l'eau distillée et un gramme de potasse à l'alcool; le *solutum* filtré et plus ou moins coloré, traité par l'acide azotique concentré, et *en assez forte proportion*, se comporterait avec l'amidon, comme je viens de le dire.

S'il s'agissait de déceler l'*iodure de potassium* mélangé avec des matières alimentaires, avec du sang, etc., on ferait également bouillir ces matières avec de l'eau distillée pendant une ou deux heures ; on filtrerait. Les liqueurs, quelque colorées qu'elles fussent, seraient partagées en deux parties ; l'une d'elles serait traitée par l'acide azotique et l'amidon, l'autre serait chauffée avec du chlore liquide dans un appareil distillatoire, comme il vient d'être dit. On agirait de même sur les matières solides épuisées par l'eau bouillante, si l'on n'avait pas découvert l'iode dans les liquides filtrés.

DU FOIE DE SOUFRE.

Foie de soufre mélangé à des liquides alimentaires végétaux et animaux, à la matière des vomissements ou à celle que l'on trouve dans le canal digestif, ou appliqué sur la surface de l'estomac.

Première expérience. J'ai mélangé 30 centigrammes de foie de soufre solide avec 50 grammes de lait, 60 grammes de bouillon et 30 grammes de café ; j'ai chauffé jusqu'à l'ébullition, et il s'est aussitôt dégagé du gaz acide sulfhydrique, car un papier imprégné d'acétate de plomb, placé au milieu de la vapeur, devenait noir ; la matière exhalait une odeur d'œufs pourris. Après une demi-heure d'ébullition, *la liqueur ne contenait plus de foie de soufre*, puisque, en y trempant un papier imprégné d'acétate de plomb, celui-ci ne se colorait aucunement.

Deuxième expérience. J'ai fait dissoudre 10 centigrammes de foie de soufre dans le même mélange alimentaire *froid* ; j'ai introduit le tout dans un matras auquel j'ai adapté un tube recourbé, qui venait se rendre dans une éprouvette contenant de l'acétate de plomb dissous ; j'ai alors versé dans le matras 2 grammes d'acide acétique concentré et pur, et j'ai élevé la température à 60° ou 70° c. ; j'ai aussitôt obtenu du gaz acide sulfhydrique et du sulfure de plomb noir ; celui-ci lavé et décomposé par l'acide azotique très faible, m'a donné du soufre. La liqueur contenue dans le matras devait renfermer de l'acétate de potasse ; après l'avoir fait bouillir jusqu'à ce qu'il ne se dégageât plus de gaz acide sulfhydrique, je l'ai fait évaporer jusqu'à siccité dans une capsule de porcelaine , et dès que le produit a été refroidi, je l'ai agité pendant six ou sept minutes avec de l'alcool concentré marquant 44 degrés ; la liqueur, filtrée et évaporée jusqu'à siccité, a laissé un résidu que j'ai carbonisé, incinéré et traité comme je l'ai dit dans mon mémoire sur les alcalis, (*Voy*. le n° de mars 1842 de ce journal) et j'ai obtenu de la potasse parfaitement *reconnaissable* à son action sur le papier rouge, sur le chlorure de platine et sur l'acide perchlorique.

Troisième expérience. Les résultats ont été les mêmes quand j'ai agi sur un mélange semblable, préparé depuis quarante-huit heures, et qui avait été constamment exposé à l'air. Un pareil mélange ne contenant que 5 centigrammes de foie de soufre, examiné le cinquième jour de son exposition à l'air, m'a encore fourni une petite quantité de gaz acide sulfhydrique.

Quatrième expérience. J'ai souvent empoisonné des chiens avec 10, 12 ou 14 grammes de foie de soufre, dissous dans 120 ou 160 grammes d'eau ou d'un liquide alimentaire composé de lait, de bouillon, de café et de vin ; les animaux , dont l'œsophage avait été lié, périssaient au bout d'une ou de plusieurs heures, et étaient ouverts *immédiatement* après la mort, afin de recueillir du sang de la veine porte et des veines jugulaires, et de détacher le foie, la rate et les reins sans intéresser le canal digestif. En soumettant séparément le *sang*, le *foie*, la *rate* ou les reins, ainsi que l'urine à l'action de l'acide acétique, comme dans l'expérience deuxième , j'obtenais constamment du gaz acide sulfhydrique, des dépôts de soufre et de l'acétate de potasse. Les matières trouvées dans le canal digestif, traitées de même, ne tardaient pas à fournir aussi des proportions considérables de ces trois corps. Toujours aussi la membrane muqueuse de l'estomac était tapissée d'une couche plus ou moins épaisse de soufre.

Cinquième expérience. Ces expériences répétées donnaient les mêmes résultats, lorsque, au lieu d'ouvrir les cadavres immédiatement après la mort, je ne procédais à l'autopsie qu'au bout de cinq ou six jours.

Sixième expérience. Désirant savoir si par suite de la putréfaction des viscères *à l'état normal* il ne se serait point formé du sulfhydrate d'ammoniaque, dont la présence viendrait compliquer les résultats et infirmer les conclusions qui peuvent être tirées des expériences précédentes, j'ai laissé pendant un mois, dans un baquet plein d'eau distillée, un chien récemment pendu, et dont l'abdomen et le thorax avaient été ouverts. Au bout de trente jours, j'ai filtré 3 litres de l'eau de macération, qui était trouble et d'une fétidité extrême. En traitant cette liqueur en vaisseaux clos par l'acide acétique (*voy.* expérience deuxième), *je n'ai pas obtenu la plus légère trace d'acide sulfhydrique*; l'acétate de plomb a été transformé en carbonate de plomb blanc.

Septième expérience. J'ai fait macérer dans deux litres d'eau distillée pendant un mois le canal digestif d'un adulte qui avait succombé la veille à une attaque d'apoplexie. Le liquide, excessivement fétide, filtré et traité en vases clos par l'acide acétique, *n'a point fourni d'acide sulfhydrique*. Le canal digestif, coupé par morceaux et mis dans un ballon avec 12 grammes d'acide acétique, a été chauffé jusqu'à l'ébullition ; les gaz dégagés traversaient un *solutum* d'acétate de plomb, et m'ont bientôt fourni un précipité de sulfure de plomb noir.

Il résulte des faits qui précèdent et de beaucoup d'autres qu'il est inutile d'exposer ici : 1° que l'on constate aisément, même plusieurs jours après la mort, la présence du foie de soufre dans le canal digestif des personnes empoisonnées, ou dans les matières des vomissements, à l'aide des réactifs propres à le faire reconnaître, et surtout en faisant usage d'acide acétique, et en agissant en vaisseaux clos, comme il a été dit à l'expérience 2°; 2° qu'il est beaucoup plus difficile de déceler ce corps dans les cas où la dose ingérée étant très faible, le canal digestif contiendrait naturellement ou accidentellement une quantité assez notable d'acides qui auraient décomposé *la totalité* du poison; car alors l'expert pourrait se trouver dans l'impossibilité de dégager des matières suspectes du gaz acide sulfhydrique; 3° que les acides *naturellement* contenus dans l'estomac, ne sont jamais assez abondants pour décomposer en totalité plusieurs grammes de foie de soufre; en sorte que dans la plupart des cas d'empoisonnement où l'on n'a pas fait prendre des boissons acides aux malades, l'expert devra trouver dans le canal digestif ou dans les matières vomies, une assez grande quantité de poison indécomposé; 4° que dans tous les cas de décomposition complète ou incomplète du foie de soufre par un acide dans le canal digestif, la membrane muqueuse de l'estomac sera tapissée sur une ou plusieurs de ses parties d'une couche plus ou moins épaisse de soufre blanc ou d'un blanc jaunâtre, facile à reconnaître; qu'on pourra également trouver du soufre suspendu au milieu des liquides de l'estomac et des matières vomies, et que l'existence d'un pareil dépôt de soufre, s'elle est insuffisante pour *prouver* qu'il y a eu ingestion d'un sulfure soluble, tend du moins à faire croire que cette ingestion a eu lieu, parce qu'il n'y a qu'un petit nombre de corps, après les sulfures, qui puissent donner naissance à un dépôt de soufre; on serait admis à supposer que c'est plutôt du foie de soufre que tout autre sulfure qui aurait été avalé, si, indépendamment du soufre déposé, il existait dans les matières suspectes une quantité assez notable d'un sel soluble de potasse; 5° qu'alors même que la totalité du foie de soufre aurait été décomposée par les acides, les liquides suspects pourraient encore renfermer de l'acide sulfhydrique en dissolution, parce que ce gaz est soluble dans l'eau et qu'il ne se dégage pas *immédiatement*; 6° qu'il faut éviter dans la recherche médico-légale du foie du soufre, de faire bouillir les matières vomies ou autres avec le contact de l'air, parce qu'on décompose complètement le poison, s'il se trouve en petite proportion et que les liqueurs soient tant soit peu acides; 7° que le foie de soufre étant absorbé, il est indispensable, dans le cas où sa présence n'aura pas été démontrée dans le canal digestif ni dans les matières vomies, de le chercher dans les viscères, et notamment dans le foie, dans le sang ou dans l'urine, en procédant comme il a été dit à l'expérience 4, page 6; 8° que si l'expertise médico-légale n'était faite que *longtemps après la mort, lorsque déjà les tissus seraient putréfiés*, il ne faudrait pas se hâter de conclure à l'existence du foie de soufre, par cela seul que l'on aurait obtenu de l'acide sulfhydrique en traitant les matières suspectes par l'acide acétique, et que les liqueurs se seraient comportées avec les acides et les sels métalliques comme le font les sulfures, attendu qu'il se produit pendant la putréfaction de certains organes, et notamment du canal digestif, du *sulfhydrate d'ammoniaque* : or les réactifs précités agissent sur ce sel comme sur les sulfures. Il faudrait dans des cas aussi épineux s'attacher à démontrer dans les matières suspectes la présence de la potasse, en les évaporant jusqu'à siccité et en traitant le produit par l'alcool concentré (*Voy.* expér. 2°); on parviendrait souvent ainsi à lever toutes les difficultés, puisque d'une part le sulfhydrate d'ammoniaque ne fournit jamais de potasse, et que, d'un autre côté, le traitement alcoolique tel que je l'ai conseillé ne donne jamais cet alcali quand on agit sur des liquides à l'état normal (*Voy.* mon Mémoire sur les alcalis).

Procédé. — *Si la matière est liquide*, transparente ou trouble, quelle que soit sa couleur, on en versera quelques gouttes sur un papier imprégné d'acétate de plomb; si celui-ci est bruni, tout portera à croire que la liqueur renferme du foie de soufre non encore décomposé; dans ce cas on filtrera, et l'on constatera la présence du poison à l'aide des réactifs. On verra si par hasard le dépôt que l'on a pu recueillir sur le filtre ne renferme point de soufre; on reconnaîtra celui-ci, qui sera hydraté et pulvérulent, à sa couleur blanche et à la manière dont il brûlera sur les charbons ardents. Il n'est pas vrai, comme l'annonce M. Devergie, que l'existence d'un pareil dépôt soit un indice que *dans la plupart des cas* la totalité du foie de soufre ait été décomposée (t. III⁰, p. 329); rien n'est au contraire aussi commun que de trouver à la fois un dépôt de soufre plus ou moins abondant et du foie de soufre indécomposé, ce qui du reste s'explique à merveille quand on songe à la quantité prodigieuse de soufre que contient le quintisulfure de potassium. Supposons que les essais tentés aient été infructueux, on traitera le liquide restant par l'acide acétique en vaisseaux clos (*Voy.* expér. 2°).

Si le papier imprégné d'acétate de plomb n'est point coloré, on aura de suite recours au traitement par l'acide acétique en vases fermés, après avoir examiné s'il n'existe pas au fond du liquide un dépôt de soufre.

Si la matière est épaisse et solide, on la délayera dans de l'eau distillée froide, et on agira sur la portion liquide comme il vient d'être dit. Quant à la portion solide, après avoir déterminé si elle contient ou non du soufre, on la soumettra en vaisseaux clos à l'action de l'acide acétique bouillant (*Voy.* expérience 2°).

Si la recherche médico-légale se fait après la mort, on portera son attention sur l'état de l'estomac, que l'on étendra pour apercevoir la couche de soufre hydraté qui pourra tapisser la membrane muqueuse dans une plus ou moins grande étendue, ou se trouver seulement dans ses replis ; on touchera les parois de ce viscère avec un papier trempé dans l'acétate de plomb pour voir s'il brunit ; puis on lavera la membrane muqueuse avec de l'eau distillée, de manière à mettre souvent la même quantité de liquide en contact avec toutes les parties de cette membrane. On agira sur la dissolution obtenue comme sur la matière liquide dont j'ai parlé plus haut.

Foie de soufre absorbé et contenu dans le canal digestif, dans le foie, la rate et les reins , dans le sang, etc. Après avoir coupé les viscères en petits morceaux, on les mettra dans un mortier d'agate et on les délayera dans de l'eau distillée froide ; le mélange, en partie solide, sera décomposé en vases clos par l'acide acétique (*Voy.* expér. 2°), et l'on obtiendra du gaz acide sulfhydrique un dépôt de soufre et de l'acétate de potasse. On agirait de même sur le sang.

Dans tous les traitements par l'acide acétique il est indispensable de pousser les opérations assez loin pour retirer la potasse qui ferait partie du foie de soufre, car il ne serait pas impossible, comme je l'ai déjà dit, que dans certaines circonstances la putréfaction eût développé du sulfhydrate d'ammoniaque, qui fournirait du gaz acide sulfhydrique par l'acide acétique, tout comme le foie de soufre (*Voy.* expér. 7, p. 7.)

RECHERCHES

MÉDICO-LÉGALES

RELATIVES A L'ABSORPTION DE L'ALUN, DE L'AZOTATE DE POTASSE,
DU CHLORHYDRATE D'AMMONIAQUE ET DE L'EAU DE JAVELLE ;

PAR M. ORFILA.

—

De l'Alun.

Mélange d'alun à base de potasse et de liquides alimentaires, de la matière des vomissements ou de celles que l'on trouve dans le canal digestif. EXPÉRIENCE. Ire. — J'ai fait un mélange de 200 grammes de lait, de bouillon et de café, et de 30 centigrammes d'alun cristallisé. J'ai évaporé jusqu'à siccité, et partagé la masse solide en deux parties égales A et B. La portion A, traitée par l'eau distillée froide, a été filtrée au bout de quinze heures ; la liqueur de couleur rougeâtre donnait par la potasse et par l'ammoniaque des précipités fortement colorés, *insolubles* dans le premier de ces alcalis. La portion B a été laissée pendant quinze heures en contact avec de l'eau distillée aiguisée d'acide sulfurique, puis filtrée. La liqueur, de couleur rouge, se composait avec les alcalis comme celle qui provenait de A. Voyant qu'il était impossible de reconnaître par ce moyen si ces liquides contenaient ou non de l'alun, je les fis évaporer jusqu'à siccité et carboniser par l'acide sulfurique pur; les charbons bien secs ont été traités par l'eau bouillante et ont fourni deux liqueurs *incolores*, dans lesquelles il a été aisé de constater la présence de l'alun.

EXPÉRIENCE IIe. — J'ai empoisonné un chien avec 33 grammes d'alun cristallisé dissous dans 160 gram. d'un mélange de bouillon et de café ; l'œsophage et la verge ont été liés ; l'animal est mort au bout de dix-huit heures et a été ouvert immédiatement après. L'estomac contenait environ 300 grammes de matières liquides et solides de couleur grisâtre, rougissant le papier de tournesol ; j'ai placé le tout sur un linge propre que j'ai fortement exprimé, et j'ai évaporé jusqu'à siccité la liqueur trouble qui a passé : le produit a été chauffé dans une capsule de porcelaine et agité avec le tiers environ de son poids d'acide sulfurique concentré et pur, jusqu'à ce qu'il fût réduit en un charbon sec et friable ; il s'est dégagé beaucoup de vapeurs pendant cette opération, qui a duré à peu près vingt minutes ; le charbon a été pulvérisé et mis en contact avec de l'eau distillée bouillante ; après un quart d'heure d'ébullition, j'ai filtré et j'ai obtenu une liqueur *incolore* et *parfaitement limpide*, qui, étant abandonnée à elle-même, a laissé déposer au bout d'une heure des cristaux octaédriques offrant tous les caractères de l'*alun* à base de potasse.

L'*estomac* a été lavé pendant toute une journée avec de l'eau distillée froide, puis on l'a fait bouillir dans le même liquide jusqu'à ce qu'il ne fournît plus d'alun à l'eau ; les liqueurs réunies et évaporées jusqu'à siccité ont laissé un résidu, qui étant carbonisé par l'acide sulfurique concentré et par l'eau distillée, comme je viens de le dire, a donné de l'*alun*. Le viscère épuisé par tant de lavages a été coupé par petits morceaux et carbonisé lui-même par l'acide sulfurique ; le charbon bouilli avec l'eau distillée pendant un quart d'heure a fourni un liquide que j'ai filtré et mis en contact avec l'ammoniaque, qui en a précipité de l'alumine ; en évaporant ce liquide jusqu'à pellicule, j'ai obtenu 1 gramme 2 décigrammes d'*alun cristallisé en octaèdres.*

Foie et rate. J'ai séparé ces organes immédiatement après la la mort ; je les ai coupés en petits morceaux, et je les ai fait bouillir pendant une heure avec de l'eau distillée aiguisée d'acide sulfurique, puis la liqueur évaporée jusqu'à siccité a laissé un produit brun noirâtre, que j'ai carbonisé par l'acide sulfurique concentré ; le charbon traité par l'eau distillée bouillante a donné une liqueur qui, après avoir été filtrée, était *incolore* et *limpide*, l'ammoniaque en précipitait de l'alumine soluble dans la potasse.

Urine. La vessie contenait 120 grammes d'urine, je l'ai fait évaporer jusqu'à siccité, et j'ai carbonisé le produit par l'acide sulfurique ; le charbon réduit en poudre a été traité par l'eau distillé bouillante et le *solutum* filtré ; l'ammoniaque a fait naître dans cette dissolution un précipité blanc assez abondant, *soluble* presque en entier dans la *potasse* pure ; la liqueur potassique, filtrée et saturée par l'acide azotique, a donné par l'ammoniaque un précipité d'*alumine* ; l'alun avait donc passé dans l'urine.

Expérience IIIe. — J'ai obtenu les mêmes résultats en agissant sur un chien qui avait pris 36 grammes d'alun à base de potasse *calciné*.

Il résulte de ce qui précède : 1° que l'alun est absorbé et qu'il peut être trouvé dans les divers viscères et dans l'urine ; 2° qu'on peut facilement déceler sa présence dans nos organes, dans l'urine, dans les liquides vomis et dans les matières contenues dans le canal digestif en carbonisant ces diverses parties à l'aide de l'acide sulfurique concentré et pur ; 3° que l'estomac parfaitement lavé dans l'eau distillée bouillante en retient une quantité notable, soit à l'état d'alun, soit à l'état de sous sulfate d'alumine et de potasse.

De l'azotate de potasse.

Azotate de potasse mêlé à des liquides alimentaires, à la matière des vomissements ou à celles qui sont contenues dans le canal digestif. — Le thé, le café, le vin, l'albumine et la gélatine ne sont point troublés par ce sel.

EXPÉRIENCE Iʳᵉ. — On dissout 4 grammes d'azotate de potasse cristallisée dans 100 grammes d'eau : la dissolution n'est point précipitée, même au bout de vingt-quatre heures, par de l'alcool concentré marquant 44 degrés.

EXPÉRIENCE IIᵉ. — On met 1 gramme de nitre dissous dans 100 grammes de lait, de café et de bouillon ; on évapore jusqu'à siccité et l'on traite le produit par 100 grammes d'eau distillée froide ; le lendemain on filtre ; le liquide est d'une couleur jaune rougeâtre. On l'évapore jusqu'à siccité ; lorsque le résidu, de couleur rougeâtre, est froid, on l'agite pendant plusieurs minutes avec de l'alcool marquant 36 degrés, qui dissout du nitre et une petite quantité de matière animale et laisse une substance brune et poisseuse ; on filtre ; la liqueur est d'un jaune paille et fournit en l'abandonnant à elle-même, au bout de deux jours, des cristaux d'azotate de potasse ; au reste, il suffit d'une goutte de cette dissolution alcoolique pour obtenir avec les sulfates très acides de narcotine et de protoxyde de fer les réactions rouge et brune précédemment indiquées. Si on fait évaporer le liquide qui surnage les cristaux, il reste un produit coloré qui fuse sur les charbons ardents.

EXPÉRIENCE IIIᵉ. — On administre à un chien de moyenne taille 16 grammes d'azotate de potasse dissous dans 140 grammes d'eau et mélangé avec autant de lait, de café et de bouillon ; l'œsophage est lié, et l'animal meurt au bout de douze heures ; on l'ouvre *immédiatement* après la mort. L'estomac contient environ 200 grammes d'un liquide grisâtre, épais, que l'on étend d'eau et que l'on chauffe jusqu'à l'ébullition pour coaguler une portion de la matière animale ; on filtre ; la liqueur jaune rougeâtre, qui passe, rougit le sulfate très acide de narcotine, et se comporte avec le protosulfate de fer comme une dissolution d'azotate de potasse. On la partage en deux parties égales A, B.

On évapore la portion A jusqu'au point où elle pourra cristalliser, et l'on obtient une masse verdâtre un peu liquide qui fuse sur les charbons ardents et au milieu de laquelle il est difficile d'apercevoir des cristaux bien caractérisés ; toutefois une petite portion de la liqueur A, mise dans un verre de montre et évaporée au bain-marie, laisse des cristaux de nitre d'un blanc jaunâtre parfaitement reconnaissables. La portion B est évaporée jusqu'à siccité, et le produit refroidi est agité avec de l'alcool à 36 degrés, comme dans l'expérience IIe. La liqueur filtrée, d'un jaune doré, agit encore mieux que la dissolution aqueuse sur les sulfates acides de narcotine et de fer ; on l'abandonne à elle-même pendant plusieurs jours, et l'on finit par obtenir des cristaux de nitre, quoique la liqueur contienne encore beaucoup de matière organique.

Les *reins* et le *foie,* après avoir été coupés en petits morceaux, sont laissés séparément en contact avec de l'eau distillée froide pendant quatre heures ; on filtre ; la liqueur provenant du foie, d'un brun noirâtre, est chauffée jusqu'à l'ébullition et filtrée pour la séparer des nombreux caillots de sang qui se sont formés pendant l'ébullition ; dans cet état elle est d'un jaune clair ; on la rapproche au bain-marie, et lorsqu'elle est assez concentrée pour pouvoir cristalliser par le refroidissement, on en met une goutte ou deux avec le sulfate très acide de narcotine et avec le protosulfate de fer ; à l'instant même *on aperçoit les réactions de l'azotate de potasse.* Le lendemain, voyant qu'il ne s'est point formé de cristaux, on la traite par l'alcool à 36 degrés, on filtre et on fait évaporer la dissolution jusqu'à siccité ; le produit, mêlé encore de beaucoup de matière animale, *fuse,* faiblement à la vérité, *sur les charbons ardents.*

La liqueur provenant de l'action *des reins* sur l'eau distillée froide est rouge, tirant sur le rose ; on la chauffe jusqu'à l'ébullition, puis on filtre ; le liquide qui passe est presque incolore ; lorqu'il est évaporé jusqu'au point où il pourra cristalliser, ou voit *qu'il rougit le sulfate acide de narcotine* et qu'il *brunit* le protosulfate acide de fer, et que ce dernier mélange devient violet par un excès d'acide sulfurique ; le lendemain il n'a point cristallisé ; on traite par l'alcool à 36 degrés, on filtre et on évapore la dissolution jusqu'à siccité ; le produit, mis sur les charbons ardents, *fuse* assez distinctement, quoiqu'il contienne une proportion considérable de matière organique.

Il résulte des faits qui précèdent : 1° qu'il est aisé de démontrer la présence du nitre dans les matières suspectes dont je parle ; 2° que si, contre toute attente, on n'en retirerait pas des matières vomies ni de celles qui ont été trouvées dans le canal digestif après la mort, ni de ce canal lui-même soumis à une ébullition prolongée avec de l'eau distillée, on devrait le chercher dans le sang et dans les viscères, où il a passé par suite de son absorption.

Procédé. — On fait bouillir pendant quelques minutes dans une capsule de porcelaine la totalité des matières vomies et de celles qui ont été trouvées dans le canal digestif, préalablement étendues d'eau distillée ; on filtre. La matière coagulée et les autres matières solides, ainsi que le canal digestif, coupés par petits morceaux, sont laissés pendant vingt-quatre heures dans l'eau distillée froide ; la liqueur est également filtrée ; on réunit les deux liqueurs filtrées et on les fait évaporer au bain-marie ; quand elles sont suffisamment concentrées pour pouvoir cristalliser par le refroidissement, on retire la capsule du feu. S'il se forme des cristaux de nitre d'un blanc jaunâtre parfaitement caractérisés, on ne pousse pas l'opération plus loin ; si, au contraire, on n'obtient qu'une masse d'un rouge brun, on continue à chauffer au bain-marie jusqu'à ce qu'elle soit desséchée et on la laisse refroidir ; dans cet état on la traite par 50 ou 60 grammes d'eau distillée froide dans laquelle on l'agite pendant dix à douze minutes. Après douze ou quinze heures de contact on fil-

tre la liqueur qui est alors le plus souvent d'un jaune clair, et
qui contient du nitre et de la matière organique ; on la fait évaporer au bain-marie pour obtenir des cristaux de nitre. Supposons qu'à la suite de ce second traitement par l'eau on n'ait pas
obtenu de l'azotate de potasse bien cristallisé, parce que la proportion de ce sel contenue dans les liqueurs sera trop faible, ou
bien parce que malgré la précaution prise de ne traiter les matières solides que par l'eau distillée froide, cet azotate sera encore
mélangé d'une trop grande quantité de matière organique, alors
on agitera la masse refroidie avec 50 ou 60 grammes d'alcool
concentré à 44 degrés, et on filtrera la liqueur après un contact de quatre ou cinq heures en vaisseaux clos. L'alcool aura
coagulé une assez grande quantité de matière animale ; on le
filtrera, et on fera évaporer le *solutum* au bain-marie afin d'obtenir des cristaux de nitre. Ces cristaux, qu'ils aient été fournis
par le traitement aqueux seulement, comme cela arrivera le
plus souvent, ou par l'alcool, doivent se comporter avec les
charbons ardents, l'acide sulfurique et le cuivre, et les sulfates
acides de narcotine et de fer, comme l'azotate de potasse.
Si, contre toute attente, la dissolution alcoolique ne cristallisait
pas, il faudrait l'évaporer jusqu'à siccité au bain-marie et traiter
le produit par l'eau froide ; le *solutum* aqueux serait évaporé
pour le faire cristalliser. La présence du nitre *cristallisé*
permettra d'affirmer que ce sel aurait été ingéré. On devra
encore affirmer ce fait dans les cas où il aura été impossible
d'obtenir des cristaux bien distincts et où la masse solide
obtenue à la suite des évaporations fusera sur les charbons ardents, et donnera avec les autres agents mentionnés les réactions que fournit le nitre. Il m'est souvent arrivé, dans ces sortes
de recherches, de ne pouvoir pas obtenir des cristaux d'azotate
de potasse, quoique la masse non cristalline et notablement
animalisée sur laquelle j'agissais en contînt assez pour fuser

sur les charbons ardents, pour donner du gaz bi-oxyde d'azote par l'acide sulfurique et le cuivre, et pour colorer en rouge de sang et en brun les sulfates acides de narcotine et de fer. On se bornerait au contraire, à rendre probable l'existence du nitre dans les matières suspectes, si, n'ayant pas obtenu des cristaux, la masse desséchée ne fusait pas sur les charbons ardents et ne fournissait point de bi-oxyde d'azote avec l'acide sulfurique et le cuivre, et qu'elle colorât en rouge de sang le sulfate acide de narcotine et en brun café, le protosulfate de fer additionné d'acide sulfurique. Quoi qu'il en soit dans ces différents cas, le commémoratif, les symptômes et les lésions de tissu viendraient au secours de l'expert pour résoudre la question d'empoisonnement.

Si les recherches tentées sur les matières vomies, sur celles qui auront été trouvées dans le canal digestif et sur les tissus de ce canal lui-même, ont été infructueuses, on agira sur le foie, la rate et les reins. Après avoir coupé ces organes en petits morceaux, on les laissera pendant plusieurs heures dans l'eau distillée froide; le liquide, d'un rouge brun et mêlé de beaucoup de sang, sera chauffé jusqu'à l'ébullition, afin de coaguler toute la matière animale qui est susceptible de l'être; on filtrera et l'on agira sur la liqueur filtrée comme je viens de le dire à l'occasion des matières contenues dans le canal disgestif.

Du chlorhydrate d'ammoniaque.

Chlorhydrate d'ammoniaque mélangé à des liquides végétaux et animaux, à la matière des vomissements, à celles qui se trouvent dans le canal digestif, dans le foie et dans les autres viscères. Ce sel ne trouble ni l'eau sucrée, ni le vin, ni le café, ni le bouillon, ni l'albumine, ni la gélatine.

EXPÉRIENCE Irᵉ. — J'ai évaporé jusqu'à siccité un mélange de 100 grammes de lait, de bouillon et de café, et de 10 centigrammes de chlorhydrate d'ammoniaque; le produit desséché et refroidi a été traité par de l'alcool marquant 44 degrés ; après une heure d'agitation, on a filtré, et fait évaporer jusqu'à pellicule ; il s'est formé des cristaux de chlorhydrate d'ammoniaque.

Expérience IIe. — J'ai introduit dans l'estomac d'un chien de moyenne taille 16 grammes de chlorhydrate d'ammoniaque dissous dans 200 grammes de lait, de bouillon et de café ; l'œsophage et la verge ont été liés. L'animal n'est mort qu'au bout de sept heures, et a été ouvert aussitôt. La vessie ne contenait point d'urine. Le *foie* et la *rate*, coupés en petits morceaux, ont été laissés pendant quinze heures en contact avec l'eau distillée froide ; la liqueur filtrée a été évaporée jusqu'à siccité, et le produit refroidi a été agité pendant une heure avec de l'alcool marquant 44 degrés ; on a filtré, et fait évaporer jusqu'à pellicule : il ne s'est point formé de cristaux. Une partie du liquide ainsi concentré a été mêlée avec 1 centigramme de potasse à l'alcool, *qui en a dégagé de l'ammoniacque* reconnaissable à son odeur et aux vapeurs épaisses qui se produisaient par l'approche d'une plume imprégnée d'acide chlorhydrique ; le chlorure de platine, versé dans une autre portion de cette liqueur, a fourni un léger précipité jaune-serin, dur, grenu, adhérent au verre.

Les liquides extraits de l'estomac, réunis aux eaux de lavage de ce viscère, ont été évaporés à siccité, et le produit, après avoir été refroidi, a été agité avec de l'alcool marquant 44 degrés ; au bout de douze heures de contact on a filtré la liqueur, et on a fait évaporer jusqu'à pellicule ; quelques heures après, il s'était formé de très beaux cristaux de chlorhydrate d'ammoniaque.

Cette expérience répétée a constamment fourni les mêmes résultats.

On devra donc rechercher le chlorhydrate d'ammoniaque en traitant par l'alcool les matières solides, l'estomac ou le foie, ou bien les liquides suspects évaporés jusqu'à siccité.

Toutefois, si l'on agit sur des matières *déjà putréfiées*, on n'oubliera pas qu'il peut se développer du chlorhydrate d'ammoniaque pendant l'acte de la putréfaction, comme l'a fait voir M. Chevallier, et que l'on s'exposerait à commettre des erreurs graves, si l'on affirmait qu'il y a eu ingestion de chlorhydrate d'ammoniaque, par cela seul que l'on aurait obtenu une portion quelconque de ce sel ; il faudrait dans ce cas, avant de se prononcer sur l'existence plus ou moins probable d'un empoisonnement, examiner attentivement tout ce qui se rapporte au commémoratif, aux symptômes, aux lésions de tissu, etc.

De l'eau de Javelle.

Eau de Javelle à base de soude, composée de chlore et de soude, et préparée en faisant arriver du chlore gazeux dans un litre d'eau tenant en dissolution 125 grammes de carbonate de soude. Liquide coloré *en rose* par un sel de manganèse, transparent, bleuissant le papier rouge de tournesol et se décolorant peu après ; répandant l'odeur de chlore. Quand on l'évapore il dégage du chlore, et laisse un résidu rosé qui bleuit le papier rouge et ne le décolore plus, qui ne fuse pas sur les charbons ardents, et qui donne par l'acide sulfurique du chlore gazeux jaune verdâtre, et du gaz acide chlorhydrique.

Lorsqu'on élève tant soit peu la température de l'eau de Javelle préalablement mélangée avec un peu d'acide sulfurique, il se dégage du chlore, et si l'on reçoit celui-ci dans un ballon contenant un papier imprégné d'iodure de potassium et d'amidon, aussitôt ce papier est coloré en bleu.

L'azotate d'argent et l'acide phtorhydrique silicé y font naître, le premier un précipité de chlorure d'argent, et l'autre un dépôt de phtorhydrate silicé de soude. Un papier imprégné d'iodure de potassium et d'amidon plongé dans cette liqueur est noirci à l'instant même, et il y a de l'iode mis à nu. Une lame d'argent se recouvre de suite d'une couche noire (chlorure d'argent), que l'ammoniaque enlève en grande partie à la tempéture de l'ébullition. Si l'on verse de l'acide azotique dans la dissolution ammoniacale, il se dépose à l'instant même du chlorure d'argent blanc caillebotté, etc.

Eau de Javelle à base de potasse. — Si cette liqueur a été préparée comme la précédente, en faisant arriver du chlore gazeux dans un litre d'eau tenant en dissolution 125 grammes de carbonate de potasse, elle se comportera de même avec les réactifs, si ce n'est qu'elle fournira avec le chlorure de platine un précipité *jaune serin*, *grenu*, *adhérent au verre*, et avec l'acide phtorhydrique silicé, un précipité diaphane et comme gélatineux.

Eau de Javelle à base de potasse ou de soude étendue d'eau. — On ne peut précipiter ces liquides par le chlorure de platine et par l'acide phtorhydrique silicé, qu'après les avoir concentrés par l'évaporation ; le papier imprégné d'iodure de potassium et d'amidon au lieu d'être noirci est bleui ; quant aux autres caractères, ils sont les mêmes.

On débite dans le commerce une *eau de Javelle à base de potasse*, contenant beaucoup moins de chlore et de potasse que les précédentes, et ne présentant pas les mêmes caractères. Elle est liquide, à peine odorante, incolore, *sans action* sur les papiers rouge et bleu de tournesol. Quand on l'évapore, elle *ne dégage point* de chlore, et l'on peut l'amener jusqu'à siccité sans qu'elle bleuisse le papier rouge. La lame d'argent plongée dans cette liqueur ne perd ni son brillant ni sa couleur, même au bout de plusieurs heures ; toutefois l'acide sulfurique la jaunit et en dégage du chlore ; le papier imprégné d'iodure de potassium et d'amidon est bleu par elle ; le chlorure de platine et l'azotate d'argent la précipitent, le premier en jaune serin, et l'autre en blanc.

Mélange d'eau de Javelle, de lait, de bouillon, de café, de la matière des vomissements, etc. — Expérience Iʳᵉ. — J'ai administré à un chien de moyenne taille 150 grammes d'eau de javelle rose à base de soude, mélangée avec autant de lait, de bouillon et de café; l'œsophage et la verge ont été liés; l'animal est mort six heures après et a été ouvert aussitôt. L'*estomac* contenait quelques aliments et une partie de la liqueur ingérée. Après avoir été filtrée, celle-ci était jaune, tirant un peu sur le rose, et exhalait une légère odeur de chlore; elle bleuissait le papier rouge de tournesol. J'en ai traité une portion dans une cornue avec de l'acide sulfurique concentré à une très douce chaleur : il s'est aussitôt dégagé du chlore qui a bleui un papier imprégné d'iodure de potassium et d'amidon, que j'avais placé dans le récipient. Une autre portion de la liqueur a été évaporée jusqu'à siccité; le produit bleuissait le papier rouge de tournesol; je l'ai agité pendant dix minutes avec de l'alcool froid marquant 44°, puis j'ai filtré et fait évaporer la liqueur jusqu'à ce que la matière fût charbonnée : le charbon était alcalin; je l'ai incinéré dans un creuset d'argent, et j'ai traité la cendre par l'eau bouillante; la liqueur filtrée était fortement *alcaline, ne précipitait pas* par le chlorure de platine et se *troublait* fortement par l'acide phtorhydrique silicé.

Foie et rate. — Ces organes, extraits du cadavre immédiatement après la mort, ont été coupés en petits morceaux et laissés pendant plusieurs heures dans l'eau distillée froide; le liquide filtré a été distillé avec de l'acide acétique, et la vapeur a été recueillie dans un récipient où j'avais mis un papier imprégné d'iodure de potassium et d'amidon, et quelques centigrammes de ce même iodure dissous dans l'eau. A peine la liqueur de la cornue était-elle chaude *que le papier et la liqueur étaient déjà bleus.* Voulant savoir si cette coloration dépendait d'une portion de chlore qui se serait dégagée ou de l'acide acétique, j'ai précipité la liqueur du ballon par l'azotate d'argent, et j'ai fait bouillir le précipité avec de l'acide azotique pur et concentré; il est resté du chlorure d'argent que j'ai fait dissoudre dans l'ammoniaque. Après l'avoir bien lavé, en saturant l'ammoniaque par l'acide azotique, j'ai obtenu du chlorure d'argent parfaitement reconnaissable. *Il était donc passé du chlore dans le ballon.* La dissolution acétique qui restait dans la cornue a été évaporée presque jusqu'à siccité, refroidie et agitée avec de l'alcool concentré à 44°; j'ai filtré, après un contact de quinze heures, pour séparer une grande quantité de matière coagulée. La liqueur filtrée, évaporée et carbonisée dans une capsule de porcelaine, a laissé un charbon qui était fortement alcalin; en incinérant ce charbon dans un creuset d'argent, j'ai obtenu des cendres que j'ai fait bouillir avec de l'eau distillée; le *solutum* bleuissait fortement le papier rouge de tournesol, ne précipitait pas par le chlorure de platine et donnait un précipité blanc avec de l'acide phtorhydrique silicé : *donc il contenait de la soude libre.*

Le foie et la rate d'un chien à l'état normal, traités de la même manière, n'ont fourni ni du chlore ni de la soude en quantité suffisante pour être précipitée par l'acide phtorhydrique silicé.

Urine. — 3 grammes d'urine de ce chien traitée par l'azotate d'argent, ont donné *onze centigrammes* de chlorure d'argent, c'est à dire au moins huit fois autant qu'on en obtient de la même proportion d'urine à l'état normal.

Expérience IIe. — Dans une autre expérience faite dans les mêmes conditions, j'ai traité le foie et la rate par l'eau froide; le *solutum* évaporé jusqu'à siccité et refroidi, a été agité pendant un quart d'heure avec de l'alcool concentré marquant 44°, et la liqueur a été filtrée et évaporée dans une capsule de porcelaine jusqu'à ce qu'elle fût carbonisée; le charbon *bleuissait* le papier rouge de tournesol; incinéré dans un creuset d'argent, il a laissé un résidu *alcalin* qui, étant traité par l'eau bouillante, a fourni un *solutum* fortement *alcalin*, ne précipitant pas par le chlorure de platine, et donnant avec l'acide phtorhydrique silicé un précipité blanc semblable à celui que l'on obtient avec la soude.

Je me suis assuré en expérimentant de même sur un foie et une rate d'un chien à l'état normal, que la liqueur aqueuse provenant des cendres, quoique alcaline, ne se troublait pas par l'acide phtorhydrique silicé.

Procédé. — On filtrera les matières suspectes et on les mettra en contact pendant plusieurs heures avec une lame d'argent pur, dans un flacon bouché; on retirera la lame, et si après avoir lavé avec de l'eau distillée, on voit qu'elle n'est pas colorée en brun, on l'exposera à la lumière solaire; si elle se colore, on s'assurera par l'ammoniaque et par l'acide azotique qu'elle doit cette couleur à du chlorure d'argent; la présence de ce sel sur la lame permettra d'affirmer qu'il existait du chlore libre dans la liqueur filtrée. Si la lame ne s'est point colorée, on se gardera bien de conclure que les matières suspectes ne contenaient point d'eau de javelle, car le défaut d'action sur la lame pourrait tenir à ce qu'il n'existait dans le mélange qu'une très faible proportion d'eau de javelle, ou bien à ce que celle-ci ne renfermait que très peu de chlore, ou bien enfin à ce que le chlore qui en faisait partie s'est combiné avec la matière organique, de manière à ne plus pouvoir être décélé par l'argent. Alors on introduira dans une cornue environ la moitié de la liqueur suspecte avec une lame d'argent et quelques grammes d'acide sulfurique concentré, et on chauffera jusqu'à l'ébullition; si la lame est noircie par du chlorure d'argent, et que la vapeur qui distillera *bleuisse* un papier blanc imprégné d'iodure de potassium et d'amidon préalablement placé dans le récipient, on sera certain qu'il y avait du *chlore* dans la liqueur; ce dernier caractère seul serait insuffisant pour prononcer, parce que certains acides qui auraient pu se volatiliser pendant la distillation, et notamment l'acide sulfurique, jouissent de la propriété de bleuir le papier imprégné d'amidon et d'iodure de potassium ; il n'en est pas ainsi de l'autre caractère ; l'application d'une couche de chlorure d'argent sur la lame de métal, dans les circonstances précitées, suppose nécessairement l'existence du chlore dans la liqueur suspecte.

On s'attache ensuite à démontrer dans le mélange la présence de la potasse ou de la soude qui pouvaient faire partie de l'eau de Javelle. Pour cela on agira sur la totalité de la liqueur, si, à l'aide de la lame d'argent *seule* et sans addition d'acide sulfurique, on est parvenu à reconnaître qu'elle contient du chlore ; s'il n'en était pas ainsi, on n'opérerait que sur la moitié de la liqueur, sur celle qui n'aurait pas été traitée par l'acide sulfurique. On l'évaporerait jusqu'à siccité, pour la traiter ensuite par l'alcool à 44 degrés, et lui faire subir les opérations qui ont été décrites à l'occasion de l'expérience IIe. La présence de la potasse ou de la soude à la fin de ces recherches permettrait d'établir l'existence d'un empoisonnement par l'eau de Javelle à base de potasse ou de soude, en apportant toutefois dans les conclusions la réserve que j'ai conseillé de mettre lorsque j'ai parlé de l'empoisonnement par la potasse et par la soude (voyez le numéro de mars de ce Journal.)

Il importe toutefois de savoir qu'il pourrait arriver que la quantité d'eau de Javelle renfermée dans les matières soumises à l'expertise fût tellement faible qu'il serait imposible de prouver qu'elles continssent du chlore, et même de la potasse ou de la soude. En effet, lorsqu'il existe peu d'eau de Javelle, et que celle-ci ne renferme pas la quantité de chlore voulue, il se forme pendant l'évaporation des matières du chlorure de potassium et de l'hyperchlorate de potasse, et il n'y a pas un excès d'alcali ; en sorte que l'alcool concentré ne dissout ni de la potasse ni de la soude quand on le fait agir sur le produit de l'évaporation. Alors l'embarras est extrême, et les experts se trouvent réduits à établir des conjectures d'après le commémoratif, les symptômes et les lésions du tissu. On se méprendrait étrangement en croyant que dans ces cas on pourrait décider la question d'après l'abondance des précipités que feraient naître le chlorure de platine ou l'acide phtorhydrique silicé dans le traitement aqueux de la matière desséchée et épuisée par l'alcool : l'expérience prouve qu'une pareille marche entraînerait souvent les experts dans des erreurs funestes.

(Extrait du *Journal de Chimie médicale, de Toxicologie et de Pharmacie*, numéros de septembre et d'octobre 1842.)

Paris. Imp. Félix Locquin, r. N.-D. des Victoires.